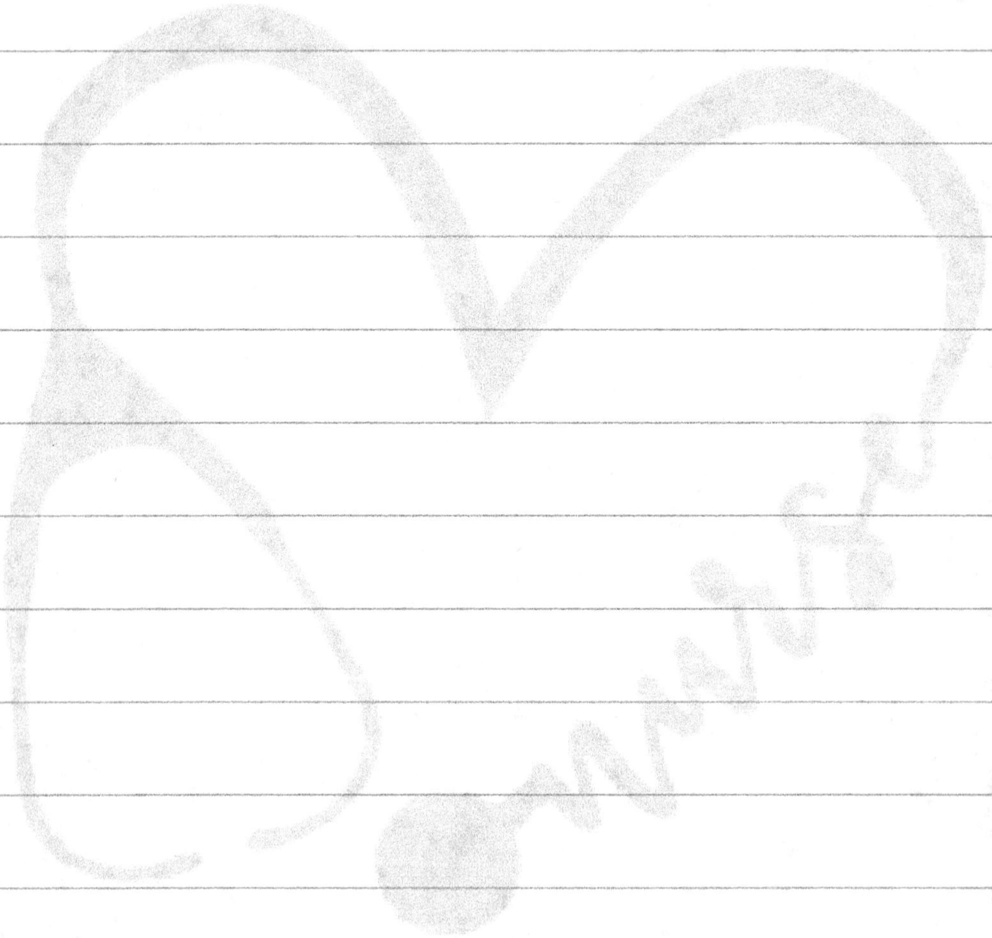
nurse

LOVE

Nurse Life

nurse

LOVE

Nurse Life

nurse

nurse

LOVE

Nurse Life

nurse

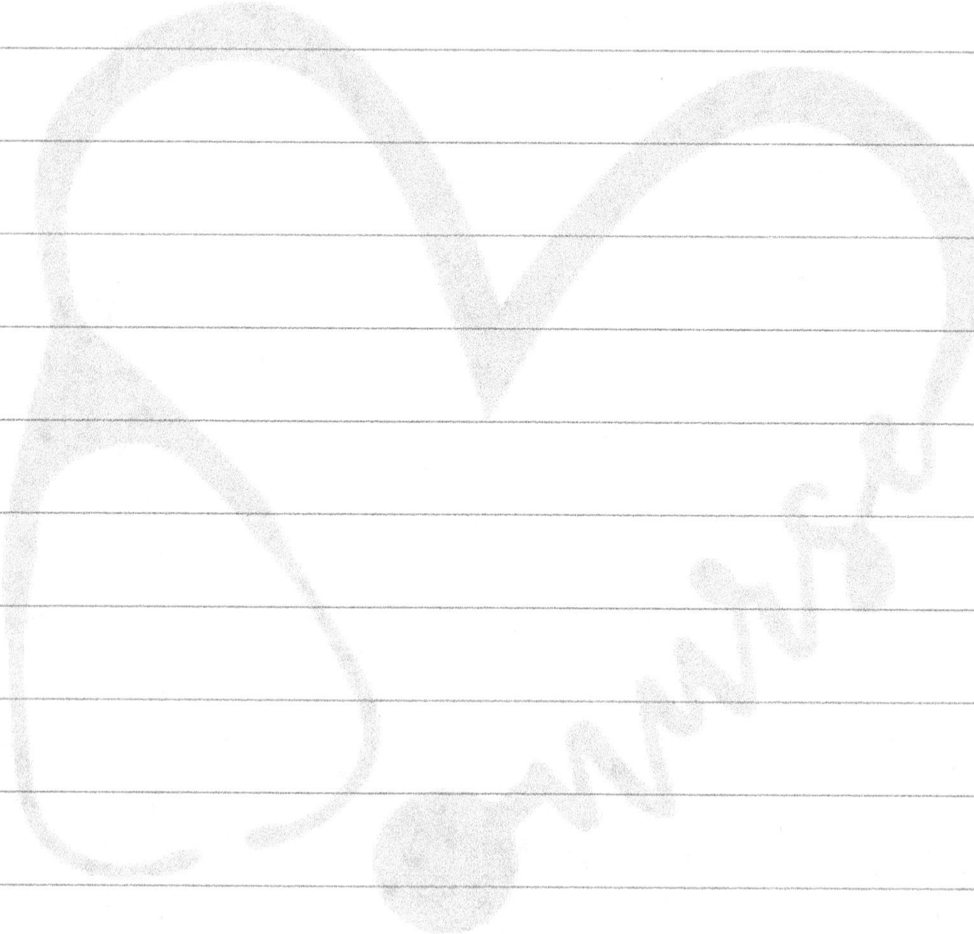
nurse

LOVE

nurse

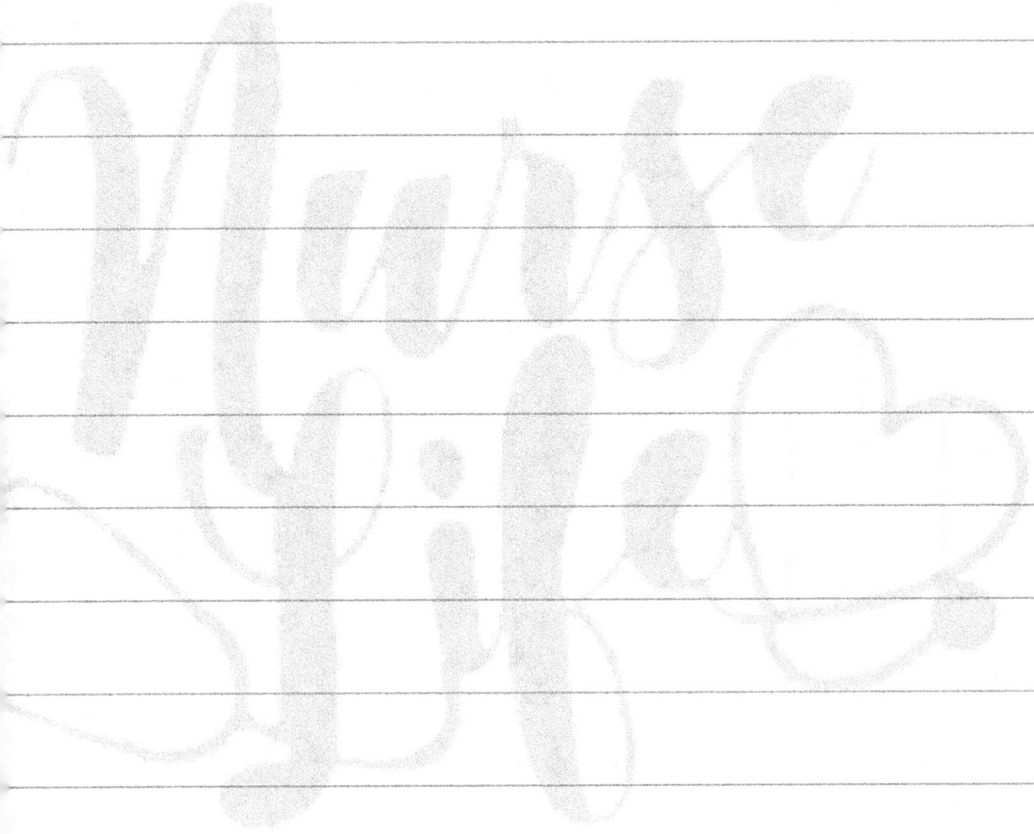
Nurse
Life

nurse

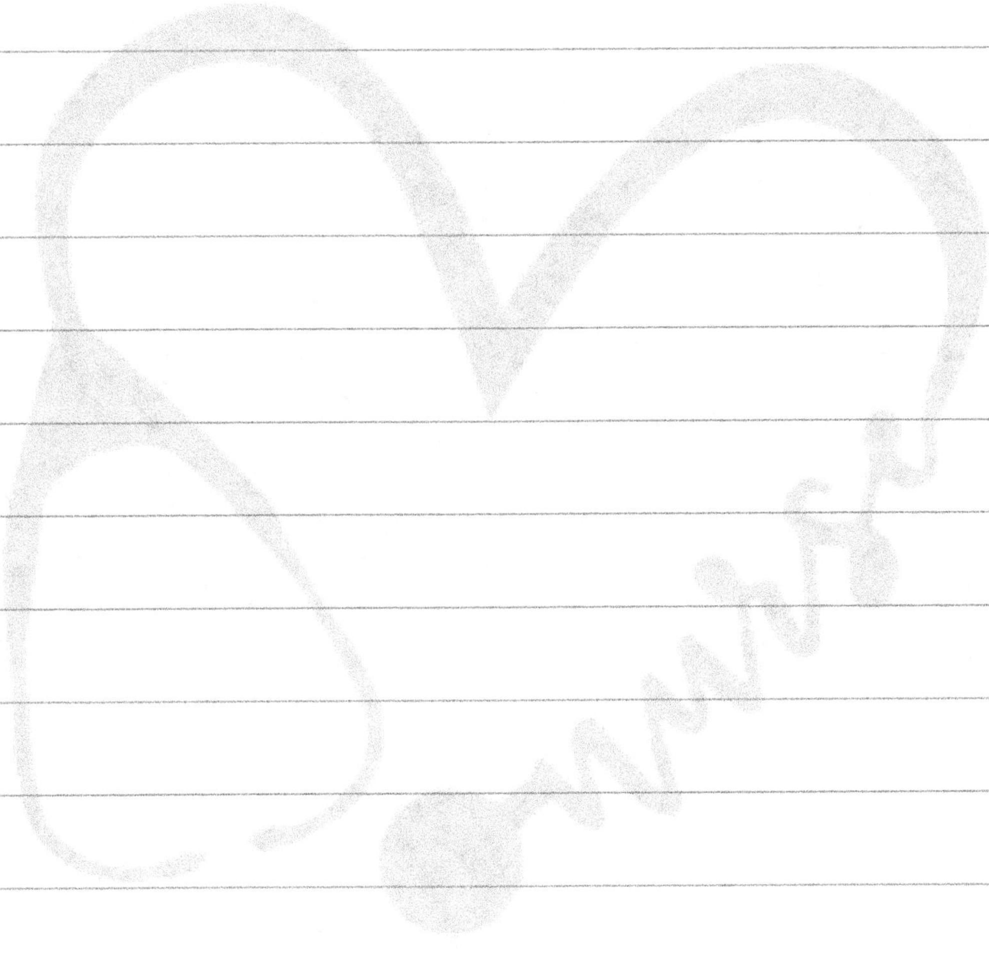
nurse

LOVE

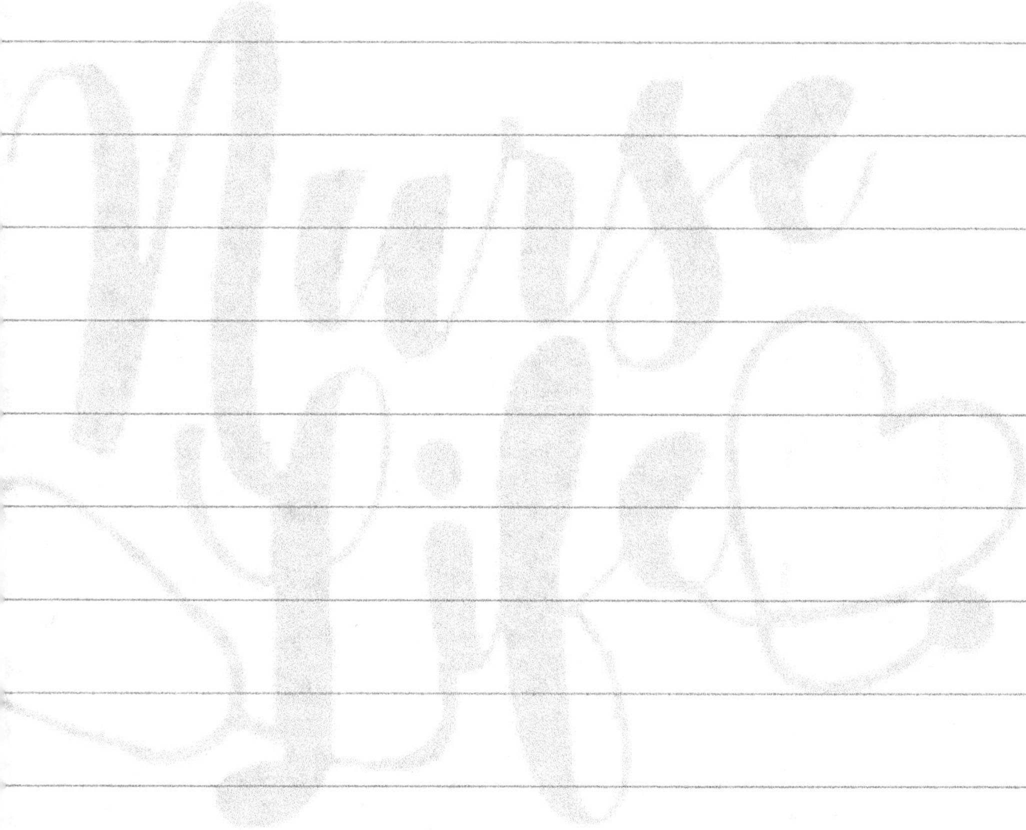
Nurse Life

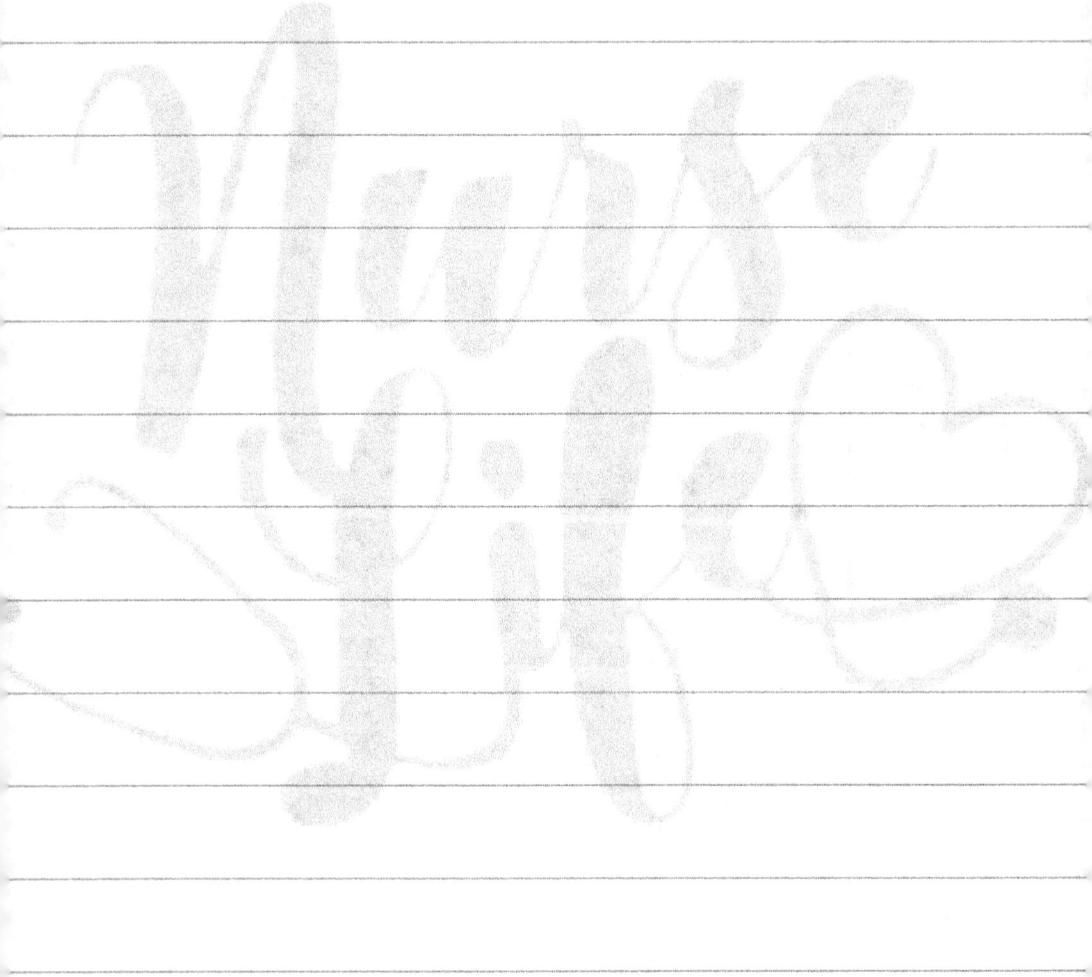
Nurse Life

nurse

LOVE

Nurse Life

nurse

nurse

Nurse Life

nurse

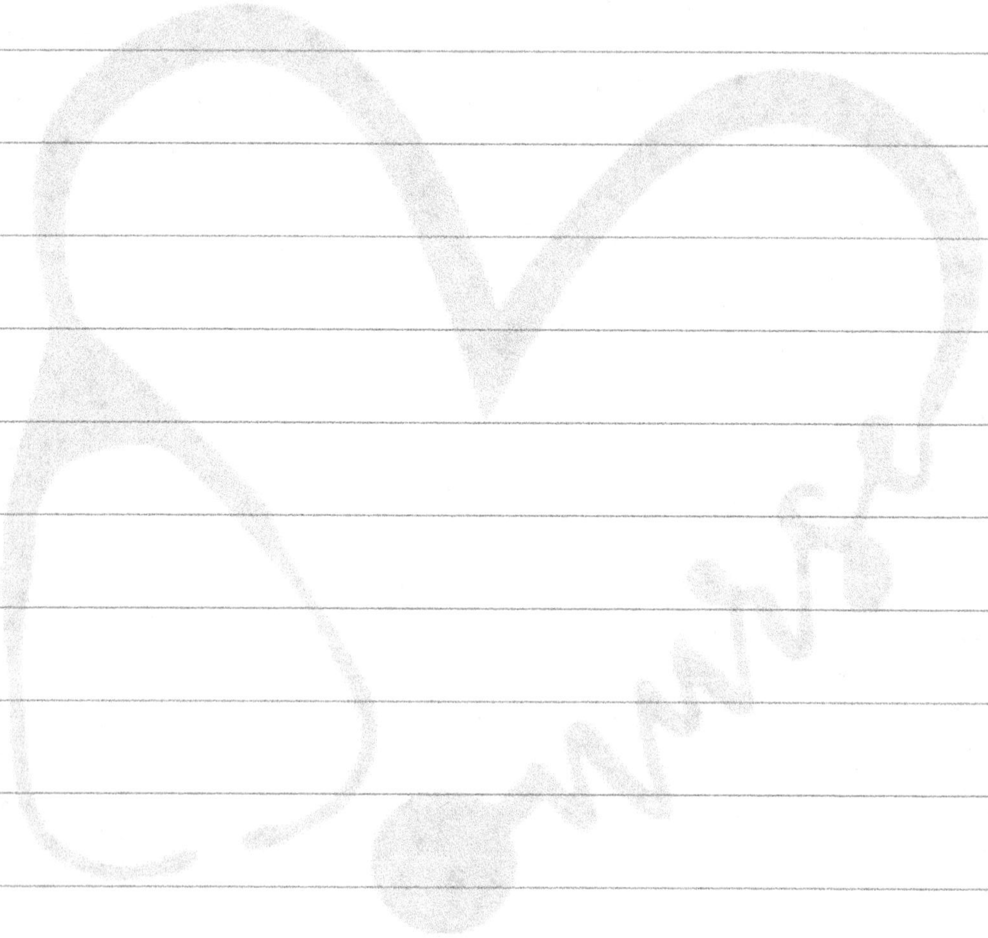

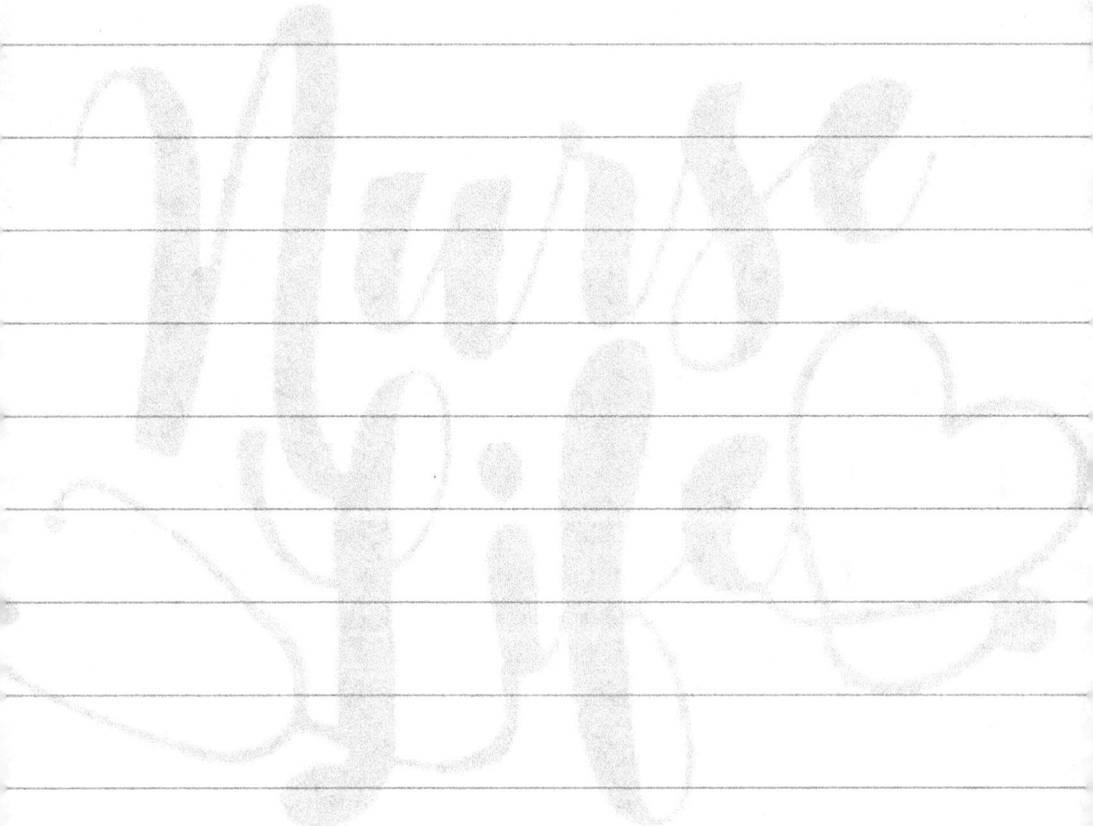
Nurse Life

nurse

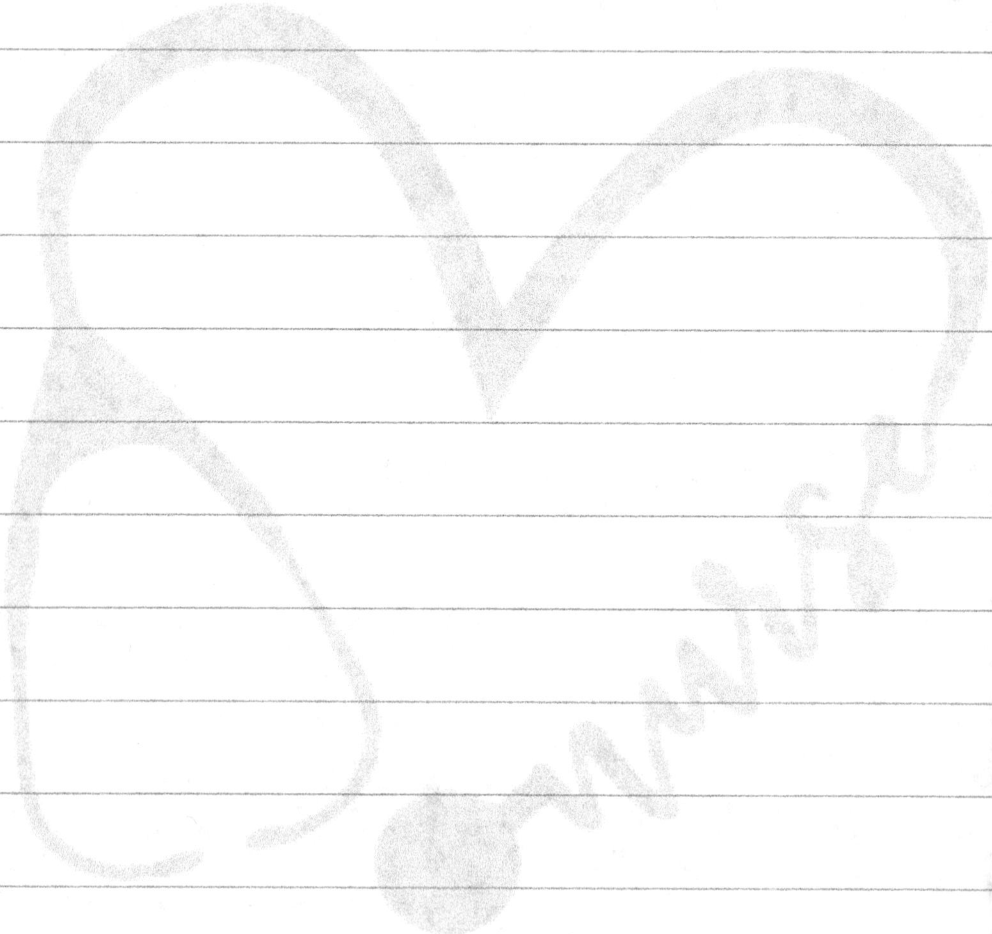

nurse

nurse

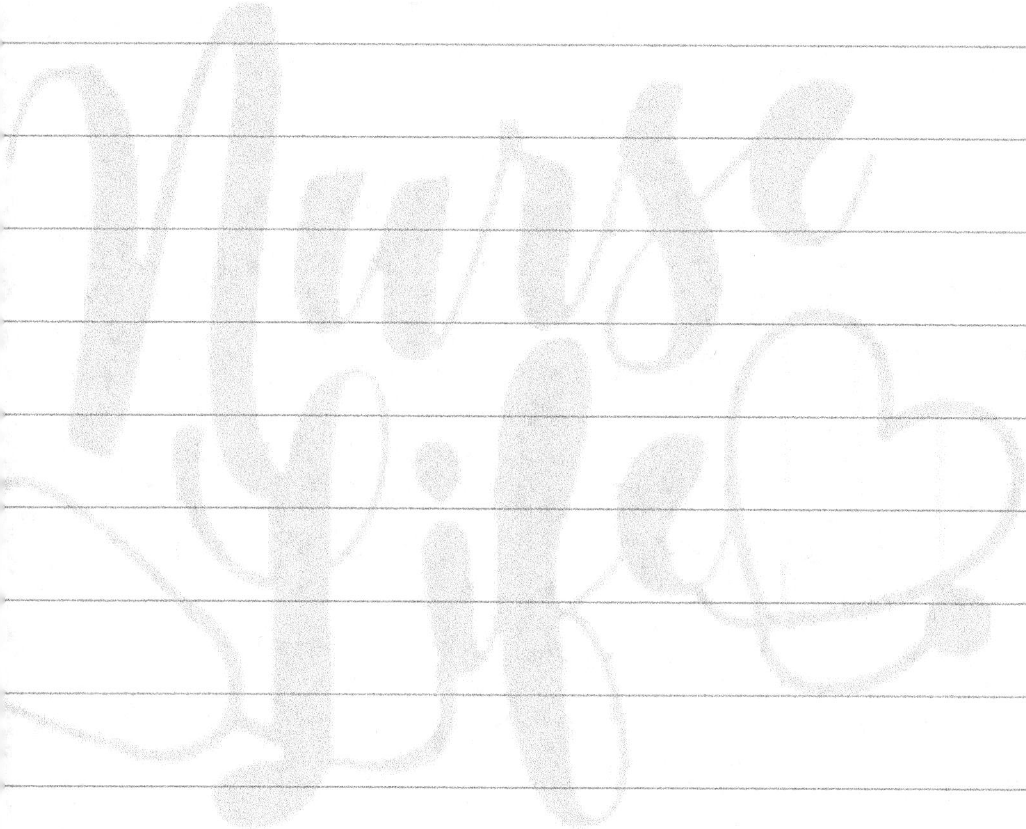
Nurse Life

nurse

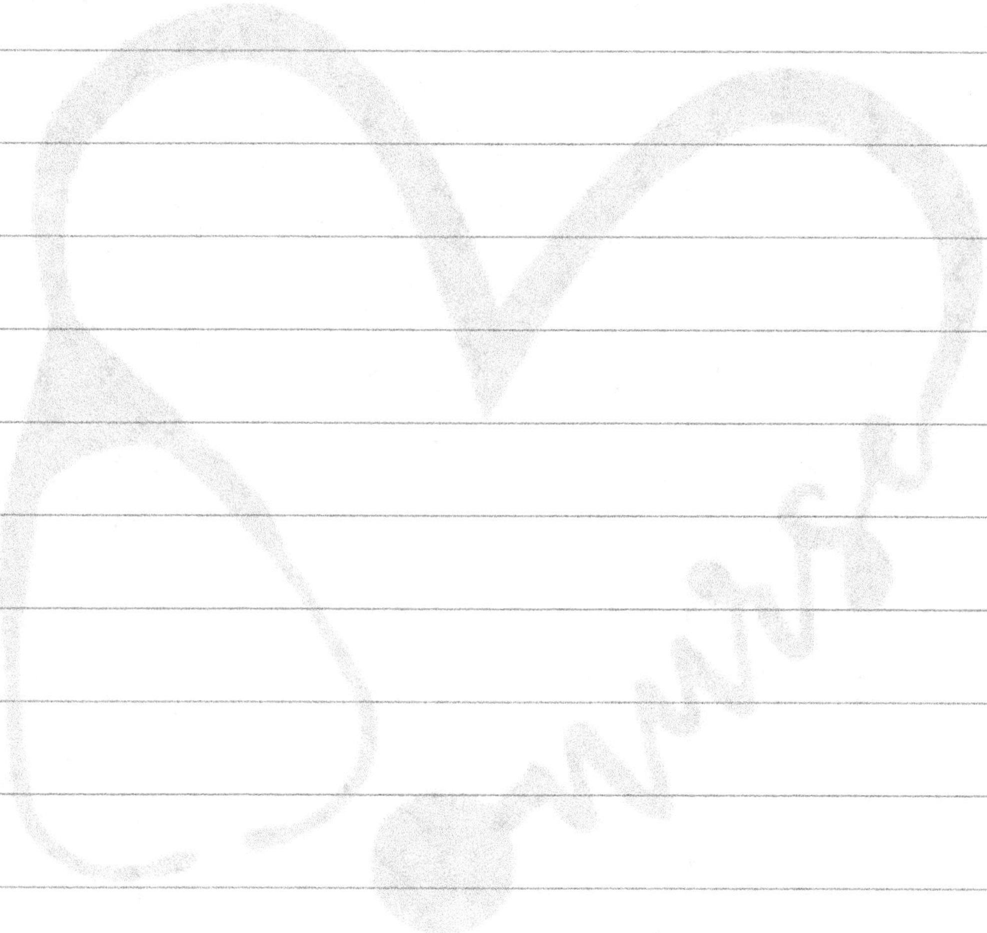
nurse

LOVE

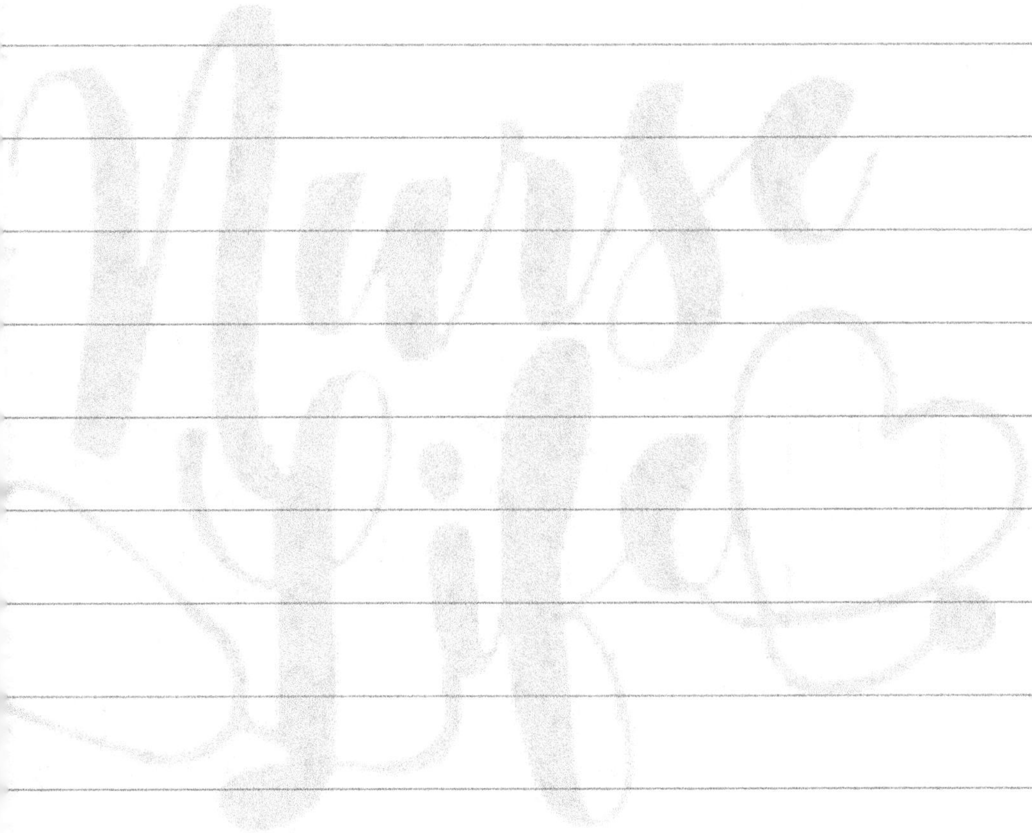
Nurse Life

Nurse
Life

nurse

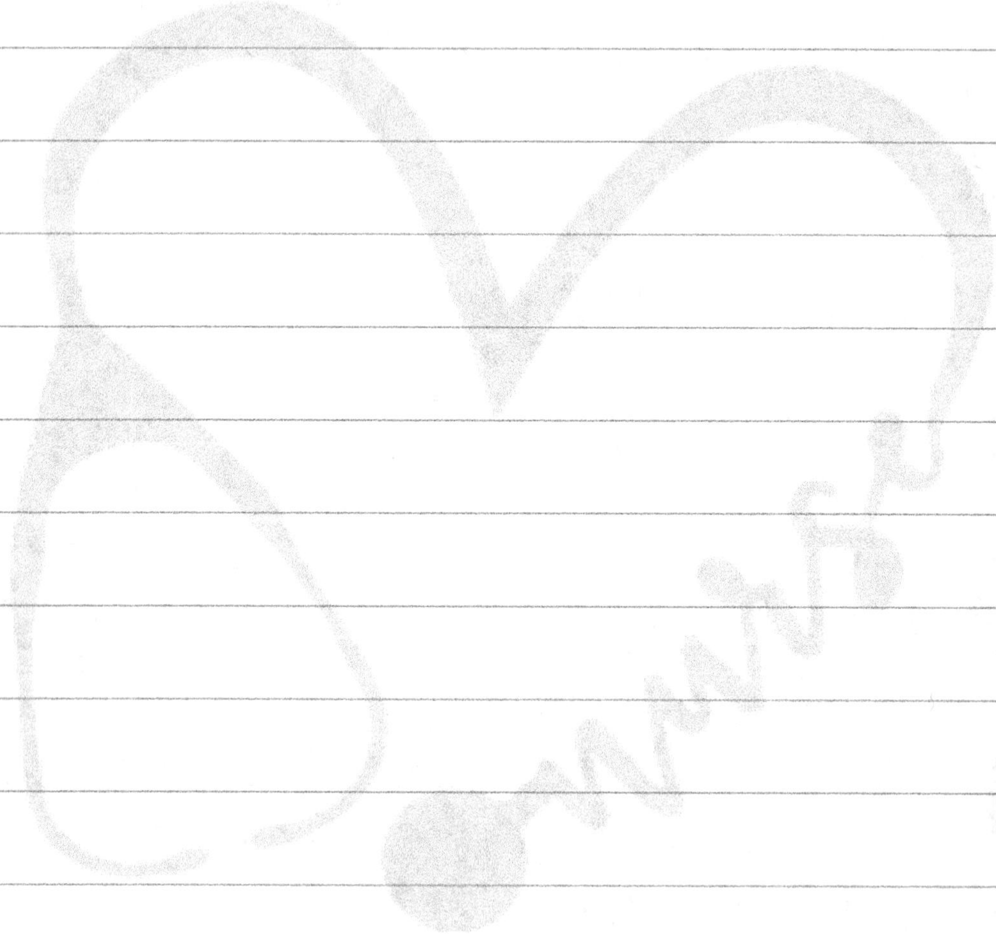
nurse

LOVE

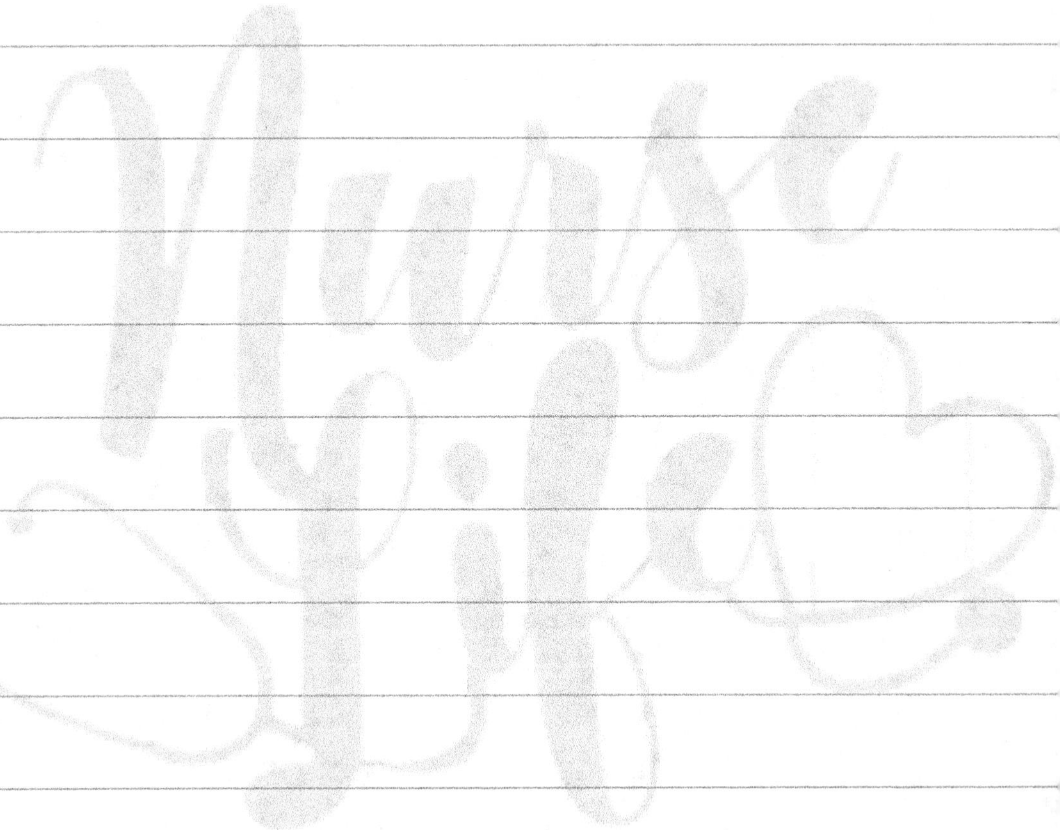
Nurse Life

nurse

Nurse Life

nurse

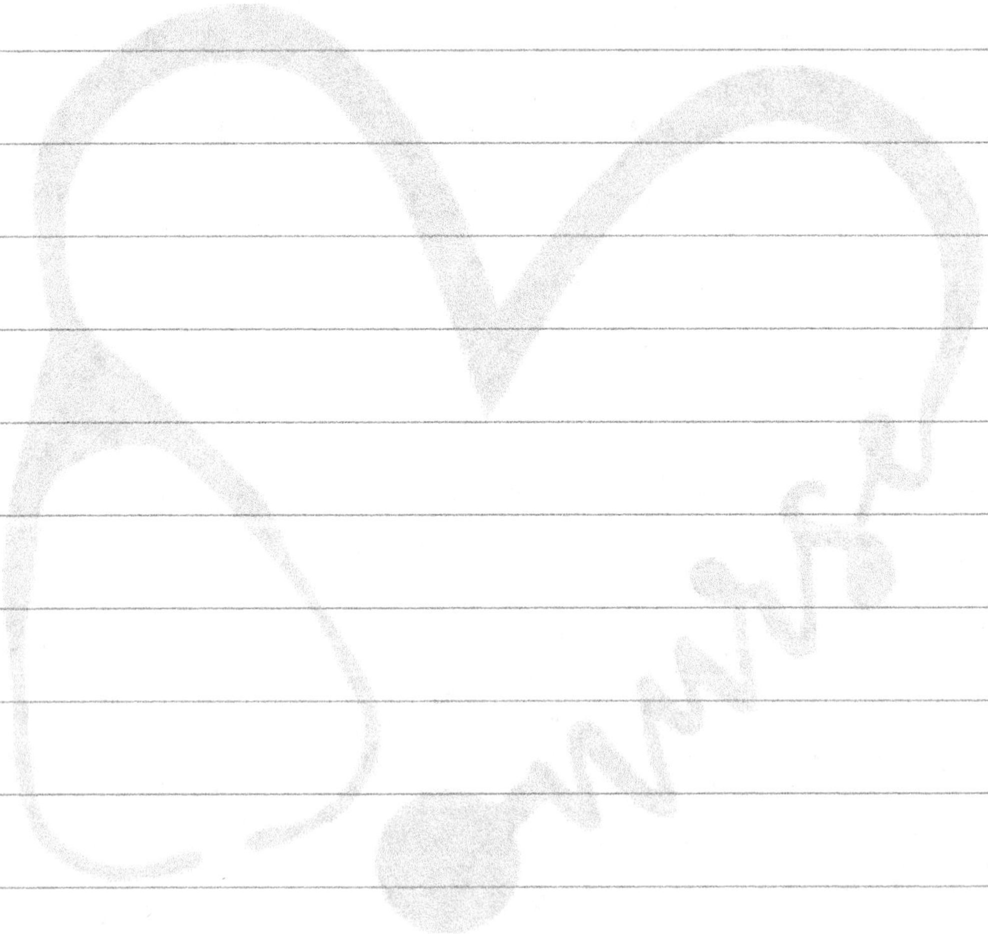

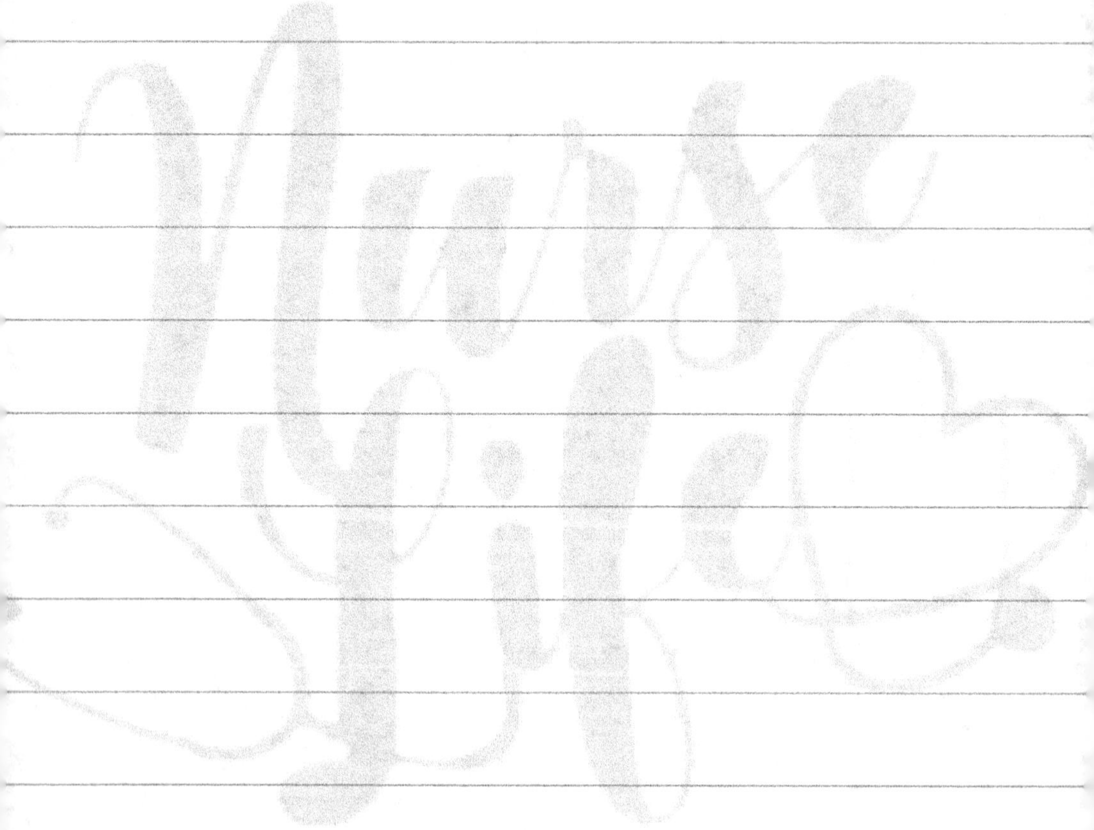
Nurse Life

nurse

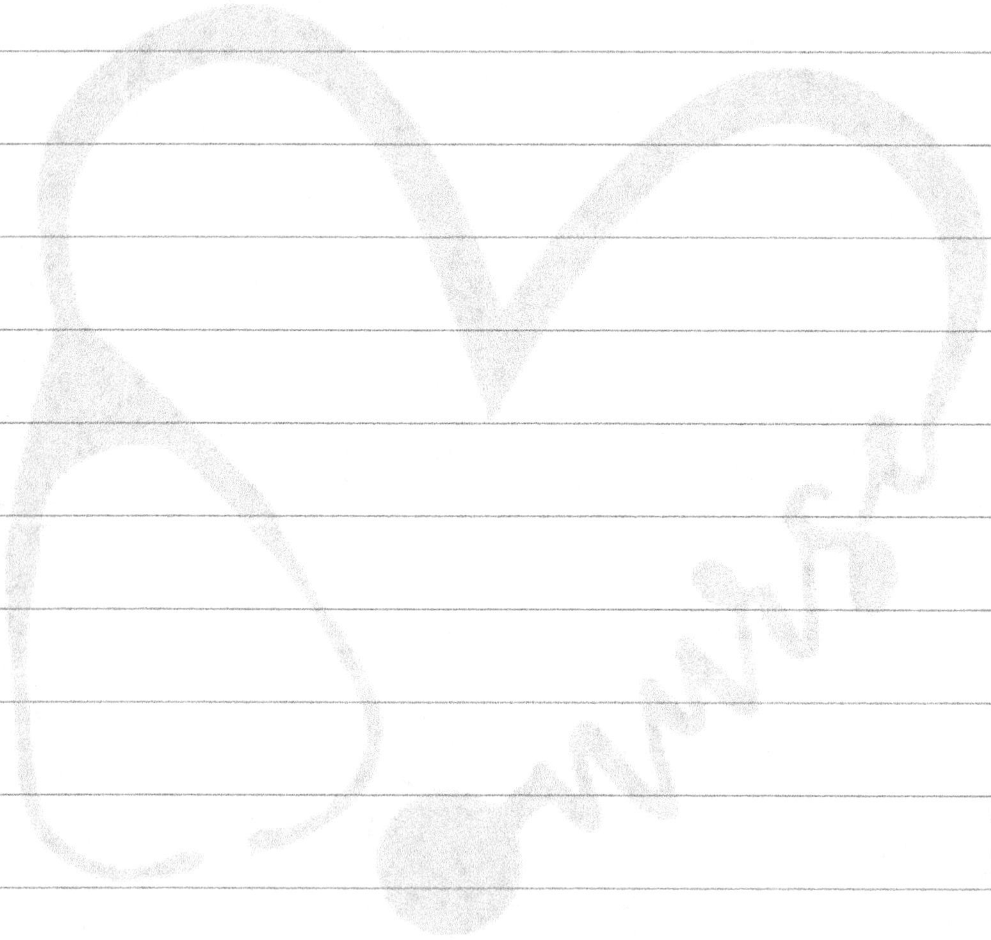
nurse

nurse

nurse

LOVE

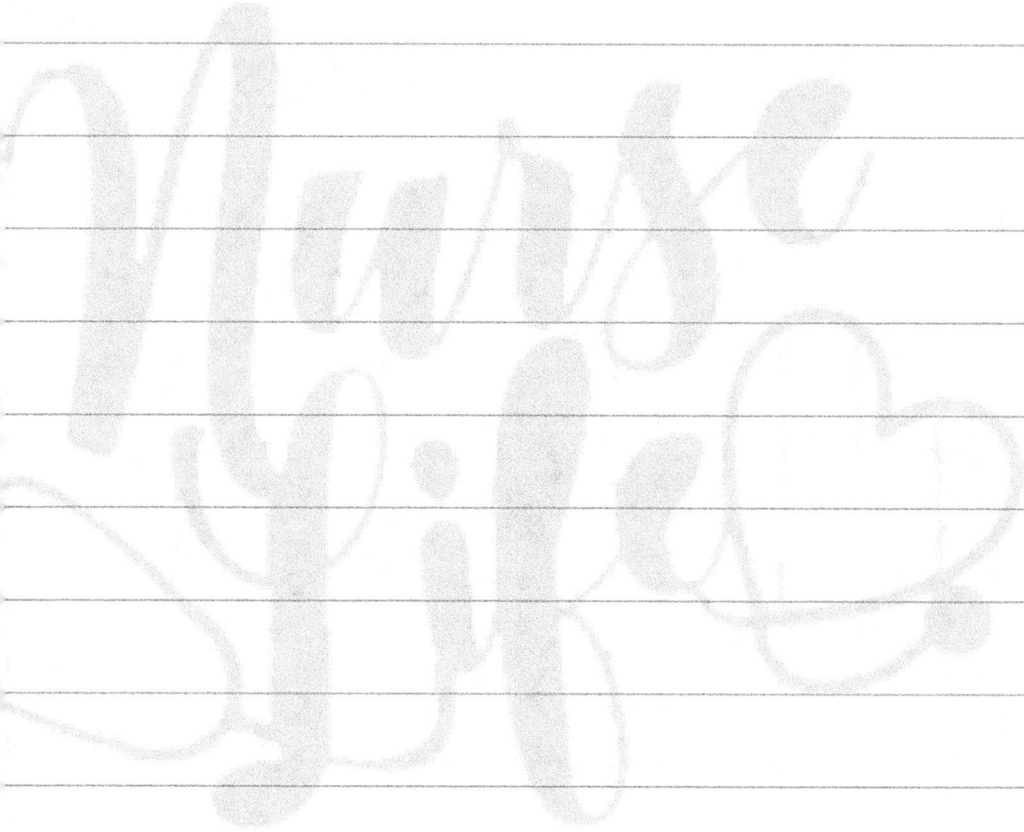
Nurse
Life

nurse

nurse

LOVE

Nurse Life

Nurse Life

nurse

nurse

Nurse Life

nurse

LOVE

Nurse Life

nurse

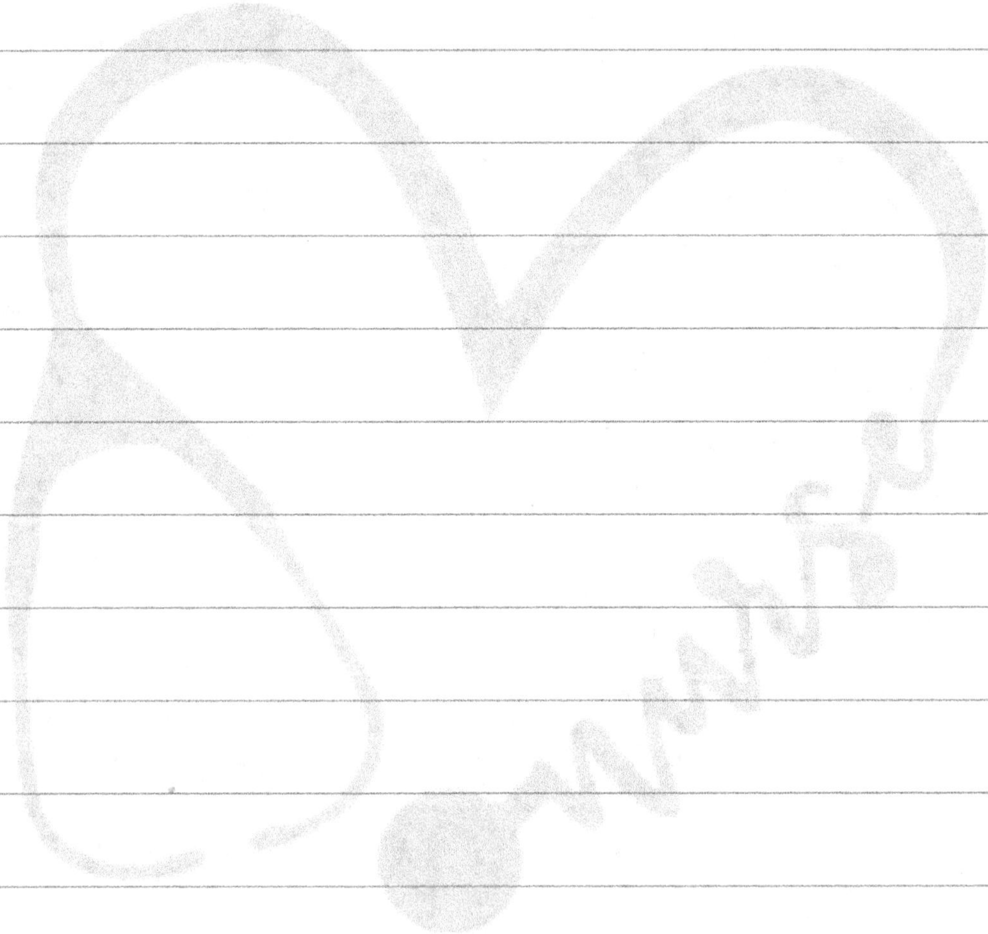
nurse

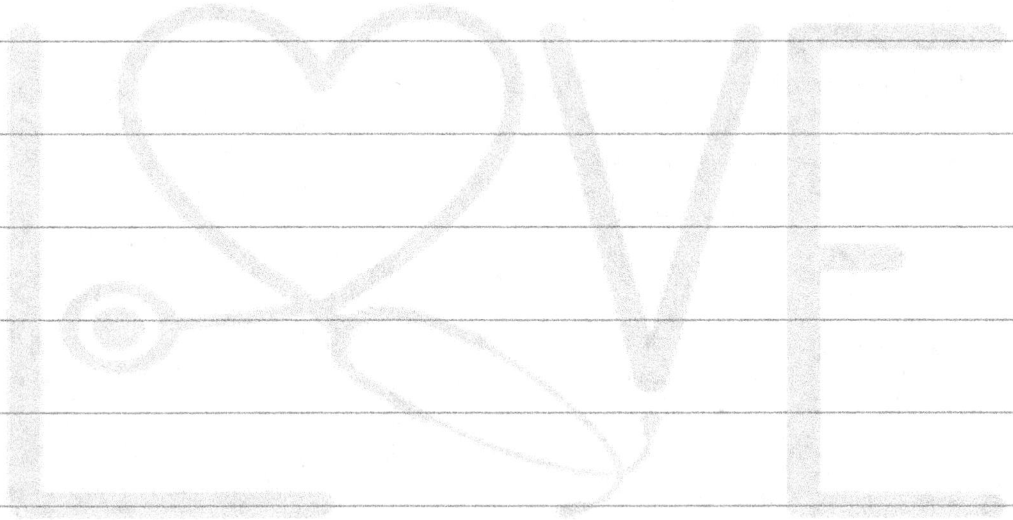

Nurse Life

nurse

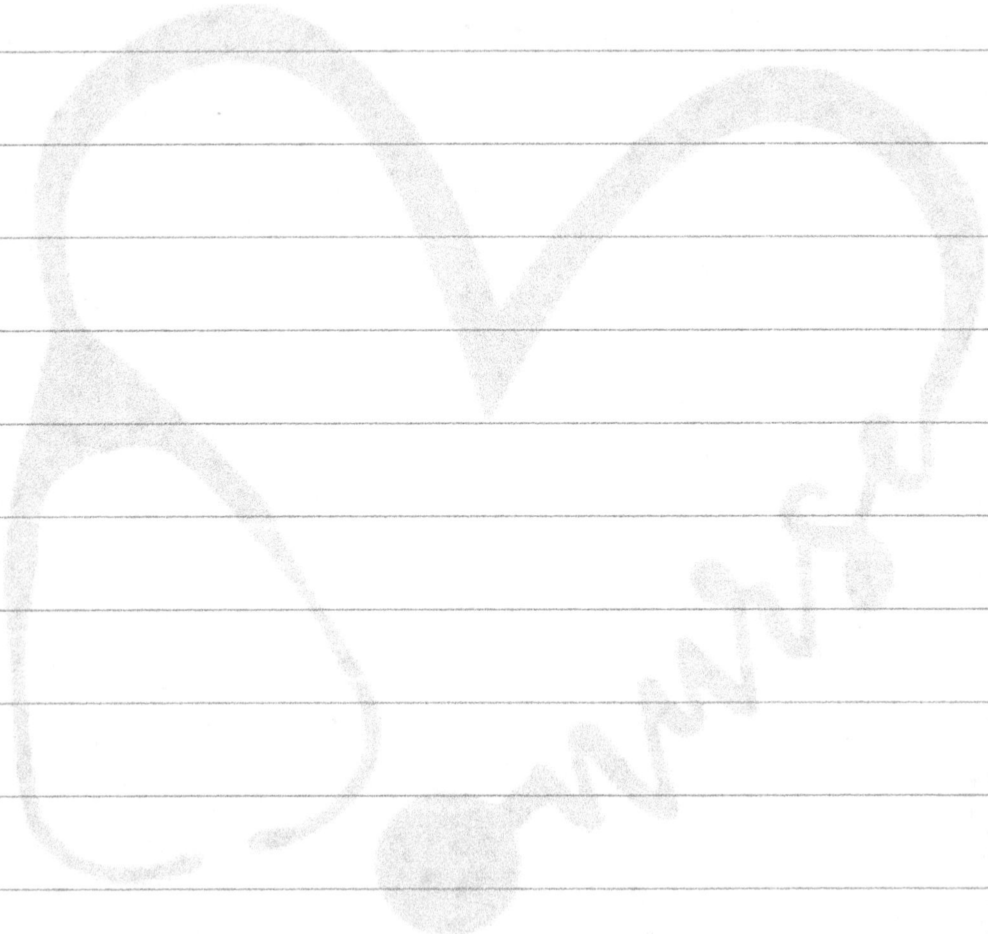

nurse

nurse

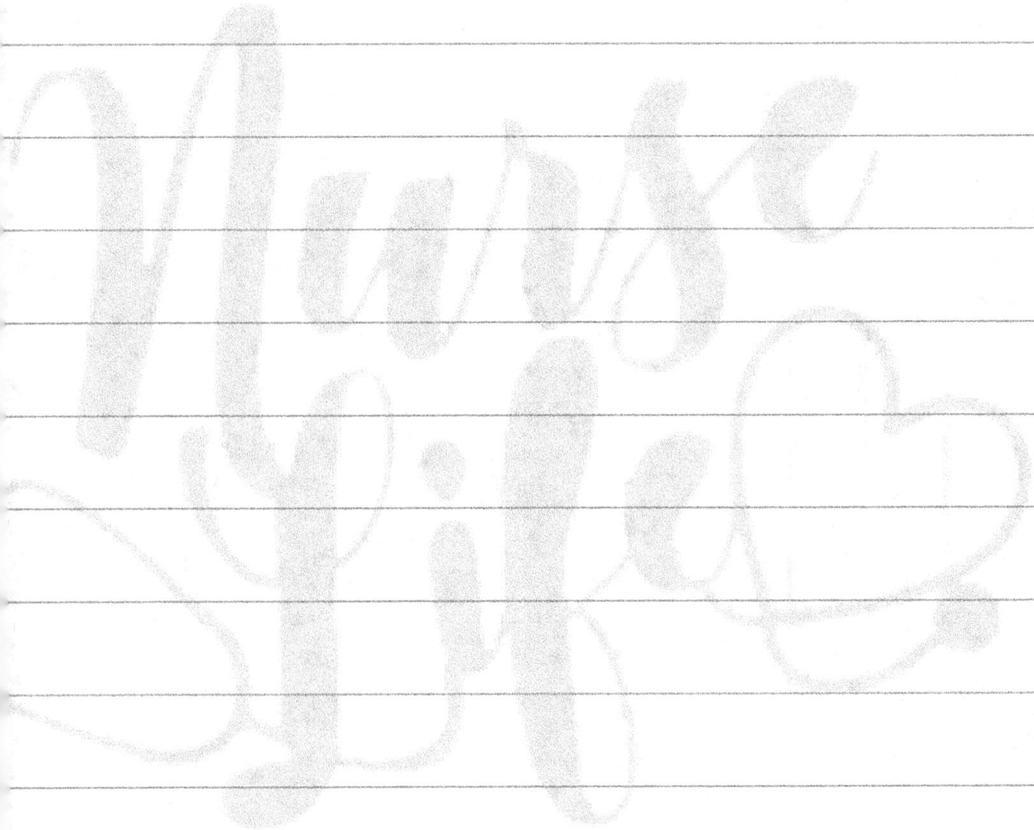
Nurse Life

nurse

nurse

LOVE

Nurse Life

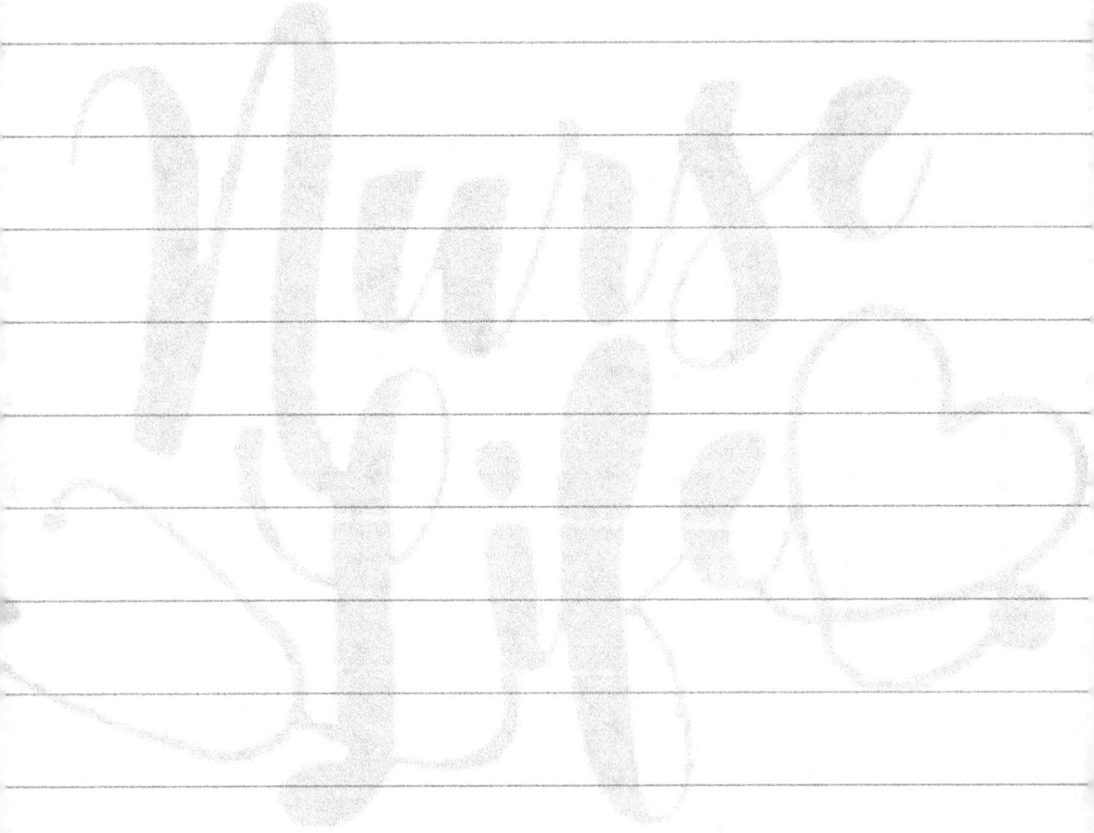
Nurse
Life

nurse

LOVE

Nurse Life

nurse

LOVE

Nurse Life

nurse

LOVE

Nurse Life

nurse

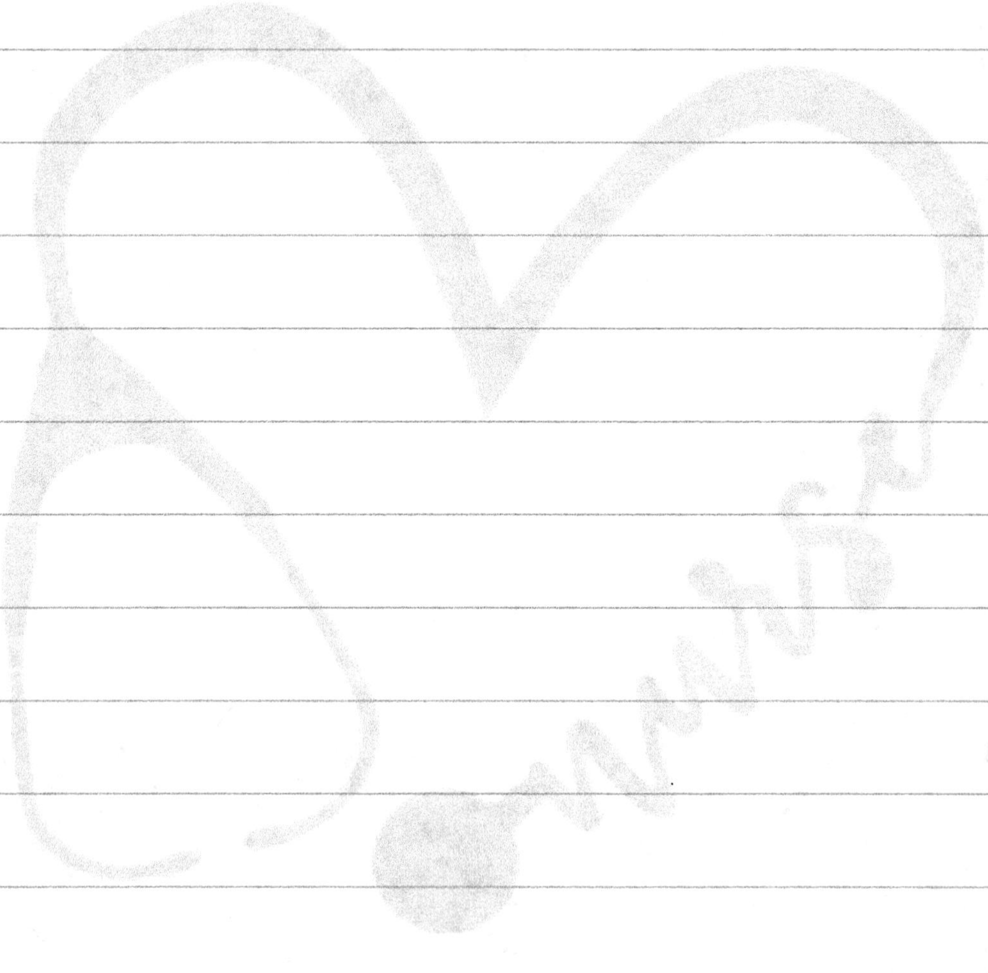
nurse

nurse

LOVE

Nurse
Life

nurse

nurse

LOVE

Nurse Life

Nurse
Life

www.ingramcontent.com/pod-product-compliance
Lightning Source LLC
Chambersburg PA
CBHW071035240526
45469CB00006BD/2217

* 9 7 8 1 7 2 5 1 9 9 0 2 6 *